BEI GRIN MACHT SICH IHR WISSEN BEZAHLT

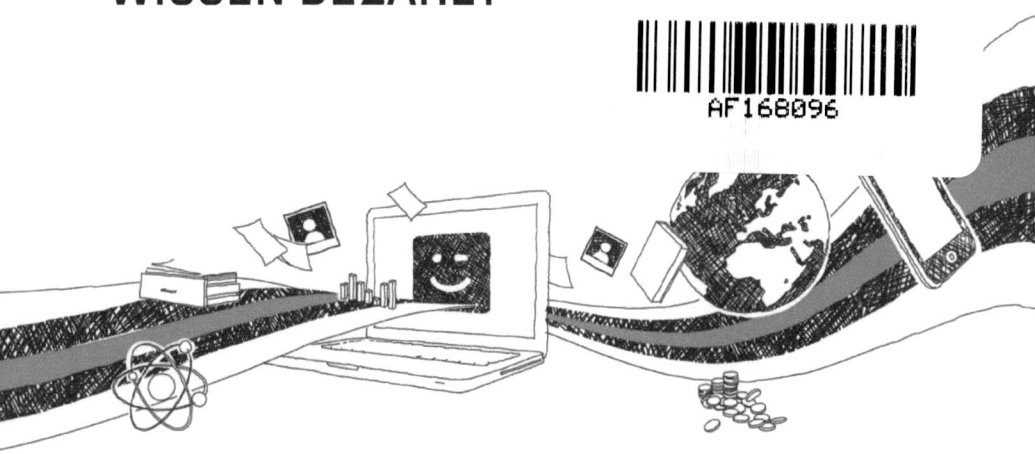

AF168096

- Wir veröffentlichen Ihre Hausarbeit,
  Bachelor- und Masterarbeit

- Ihr eigenes eBook und Buch -
  weltweit in allen wichtigen Shops

- Verdienen Sie an jedem Verkauf

Jetzt bei www.GRIN.com hochladen und kostenlos publizieren

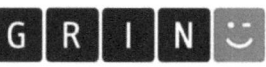

Die Ernährungsform Low-Carb. Eine Analyse zur Umsetzung und Vor- und Nachteilen

Thomas Urschel

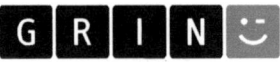

Bibliografische Information der Deutschen Nationalbibliothek:

Die Deutsche Nationalbibliothek verzeichnet diese Publikation in der Deutschen Nationalbibliografie; detaillierte bibliografische Daten sind im Internet über http://dnb.d-nb.de abrufbar.

ISBN: 9783346379184
Dieses Buch ist auch als E-Book erhältlich.

Druck und Bindung: Books on Demand GmbH, Norderstedt Germany
Gedruckt auf säurefreiem Papier aus verantwortungsvollen Quellen

Das vorliegende Werk wurde sorgfältig erarbeitet. Dennoch übernehmen Autoren und Verlag für die Richtigkeit von Angaben, Hinweisen, Links und Ratschlägen sowie eventuelle Druckfehler keine Haftung.

Das Buch bei GRIN: https://www.grin.com/document/1003320

Academy of Sports

Abschlussarbeit –
Analyse der Ernährungsform „Low-Carb"

Lehrgang: Ernährungsberater B-Lizenz

Urschel, Thomas

16. Januar 2021

Inhaltsverzeichnis

1. Einleitung

1.1 Thematik

Fakt ist, dass in Deutschland aktuell mehr als die Hälfte der Menschen übergewichtig sind und dabei etwa 25% sogar adipös. Adipositas gehört heute damit zu einer der häufigsten Volkskrankheiten. Drastische gesundheitliche Folgen durch ein erhöhtes Risiko an chronischen Krankheiten, sind das traurige Ergebnis daraus. Umso verständlicher ist das Interesse an einer passenden Ernährungsweise. Es gibt die verschiedensten Diätformen, die sich heute etabliert haben, dazu gehört zum Beispiel die kohlenhydratreduzierte (Low-Carb) Ernährung. Sehr oft spricht man in unserer heutigen Gesellschaft von dem Dickmacher „Kohlenhydrate" und darin findet die Low-Carb Ernährung ihren Ansatz. Der Kohlenhydratanteil wird bei dieser Ernährungsform teils drastisch reduziert. Es finden sich dabei tägliche Mengenangaben, die unter 100 Gramm Kohlenhydrate liegen. Auch die Uhrzeit spielt bei dieser Ernährungsform eine Rolle, hier diskutiert man zu welchem Zeitpunkt am Tag die letzte Kohlenhydrateinnahme erfolgen soll. Das eigentliche Ziel bei einer Low-Carb Ernährung ist es, die Kohlenhydrataufnahme zu verringern.

1.2 Sinn und Systematik dieser Abschlussarbeit

Das Thema Ernährung, unter dem Aspekt einer kohlenhydratarmen (Low Carb) Zuführung von Nährstoffen, soll in dieser Abschlussarbeit detailliert erläutert werden und dabei alle relevanten Inhalte veranschaulichen.
Dabei stelle ich zu Beginn einen grundlegenden Überblick über die Entstehung dieser Diät Form, die Definition einer Low-Carb-Diät, ich beschreibe den Energiestoffwechsel im menschlichen Körper, ich stelle die Low-Carb-Ernährung im Überblick und in den Ausprägungsformen dar, die Regeln der Low-Carb-Diät erläutern, die Vor- und Nachteile herausstellen, den Alltag eines jungen Menschen beschreiben der diese Form der Ernährung praktiziert, mögliche gesundheitliche Folgen darstellen, meine Sichtweise zu diesem Thema beschreiben und mit einem Fazit diese Abschlussarbeit beenden.

1.3 Entstehung der Low-Carb Ernährung

Der Londoner Bestatter William Banting (1797–1878) hatte gegen Ende des 19. Jahrhunderts in seinem Brief (Letter on Corpulence, Addressed to the Public) das Prinzip und die Wirkung einer kohlenhydratarmen Ernährung auf seinen eigenen Körper publik gemacht. Da er kein Mediziner war, konnte er auch nicht erklären was genau im menschlichen Körper abläuft und schrieb auch dies in seinem Brief. Sein damaliger Arzt (William Harvey) hatte ihm eine bestimmte Diät verschrieben, um sein Übergewicht zu reduzieren. In diesem Ernährungsplan wurde explizit auf die kohlenhydratarme Ernährung Wert gelegt. Banting gelang es dabei in einem Jahr etwa 23kg an Körpergewicht zu verlieren.

Nach Bantings Veröffentlichung nutzten einzelne Ärzte sie diese für ihre übergewichtigen und an Diabetes erkrankten Patienten weiter. Dr. Elliot P. Joslin hatte 1924 über seine Erfahrungen mit der Low-Carb Ernährung und Diabetes in seiner Praxis berichtet. Vilhjalmur Stefansson lebte etwa zur gleichen Zeitspanne einige Jahre auf Grönland bei den Eskimos. Ihm viel dabei auf, dass die Eskimos keinen Krebs hatten und auch einige andere Zivilisationskrankheiten ihnen fremd waren. Die Eskimos lebten fast ausschließlich von tierischen Produkten wie Walfleisch, Fisch und Robbenfleisch. Pflanzliche Nahrung hatten sie nur sehr wenig aus dem Magen der erlegten Tiere zur Verfügung. Aber sie erfreuten sich dennoch alle bester Gesundheit.

Diese Beobachtung berichtete er seinen Arztkollegen in den USA, aber dies erschien ihnen lächerlich. Eine Ernährung ohne Gemüse und Obst dürfte nicht funktionieren, so glaubte man. Aus diesem Grund musste Stefansson seine Behauptung in einem Experiment beweisen. Er und sein Begleiter bekamen unter Aufsicht für ein Jahr ausnahmslos frisches Fleisch. Weder Obst noch Gemüse, keine Eier und keine Milch. Dafür gab es aber alle Teile vom Tier, inklusive der Innereien. [vgl. V. Stefansson, 1960].

Nach 12 Monaten wurde dieses Experiment beendet – mit dem Ergebnis, dass absolut nichts passiert ist. Niemand von den beiden erkrankte an Skorbut oder etwas anderem, und beide erfreuten sich bester Gesundheit. Sie verloren währenddessen sogar ein paar Kilos an Körpergewicht und einige Beschwerden, außerdem hatten sie durch diese Art der Ernährung auch keinen Nährstoffmangel.

Was war letztendlich das Fazit aus diesem Experiment? Man zog daraus die Botschaft, dass eine kohlenhydratfreie Ernährung sich zum Abnehmen eignet und dabei keine Nierenschädigungen und auch keinen Nährstoffmangel einstellt. Den Testpersonen ging es dabei besser als bei Normalkost. Aber mehr wurde dabei nicht abgeleitet. Diese Art der Ernährung wird heute als eine Form der ketogenen Ernährung bezeichnet.

Grundlegend hatte diese Art der Low-Carb Ernährung eher eine ablehnende Stellung bei den Ärzten. Manche Mediziner nutzen die kohlenhydratarme Ernährung für die Behandlung und Therapie für an Diabetes erkrankte Patienten. Diese Art der Therapie war für die damalige Zeit die beste Möglichkeit Diabetiker zu behandeln. Erst 1869 hatte Paul Langerhans die Inselzellen im Gewebe der Bauchspeicheldrüse entdeckt. Diese sind für die Synthese der Hormone Insulin und Glukagon notwendig, die wiederum für die Regulierung des Blutzuckerspiegels zuständig sind. 1922 wurde erstmals die erfolgreiche Anwendung bei Patienten durchgeführt und das Insulin industriell in Kanada hergestellt. Erst Mitte der 60er Jahre gelang die erste chemische Synthese von Insulin.

Die kohlenhydratarme Ernährung war in der damaligen Zeit ein Segen für Diabetiker. Einer der Low-Carb Pioniere war der österreichische Mediziner Prof. Dr. Wolfgang Lutz (1913 – 2010). Sein von ihm entwickeltes Ernährungskonzept wurde auch als „Lutz-Diät" bekannt und als „Leben ohne Brot" 1967 veröffentlicht. Prof. Dr. Lutz vermittelt darin seinen Ernährungsansatz mit dem er die eigenen Gesundheitsprobleme (Hüftarthrose und sein Erschöpfungssyndrom) behandelte. Er behauptet mit seinem Ansatz der Low-Carb Diät erfolgreich mehr als 10.000 Patienten behandelt zu haben und er konnte sie zum Beispiel von Morbus Crohn, Magenerkrankungen und sogar von Multiple Sklerose heilen.
Die Lutz-Diät erlaubt große Mengen an Fleisch, Fett, Milch und Milchprodukten sowie Gemüse und Obst. Es ist zudem ein bisschen Brot gestattet. In Maßen dürfen auch andere Kohlenhydratquellen wie Kartoffeln, Reis oder Vollkornnudeln auf dem Diätplan stehen. Insgesamt sind allerdings nur 72 Gramm Kohlenhydrate (6

Broteinheiten – dies entspricht ca. 100 g Vollkornnudeln) pro Tag erlaubt. Das ist allerdings zu wenig für die Energieversorgung, weshalb der Körper sein Fett mobilisiert und zur Energiebereitstellung abbaut.

2. Definition der Low-Carb Diät und mögliche gesundheitliche Risiken

2.1 Definition der Low-Carb Diät

Low-Carb hat die Bedeutung aus dem Englischen. Low (niedrig) und Carb (Carbonhydrates – zu dt. Kohlenhydrate).

Laut der Deutsche Gesellschaft für Ernährung DGE, liegt der Kohlenhydratbedarf bei 50 – 60% des Gesamtenergiebedarfs. Eine Low-Carb Diät hat genau den gegenteiligen Ansatz. Hier wird die Menge an verwertbaren Kohlenhydraten mit ca. 100 g pro Tag beschrieben. Eine allgemeingültige Definition dieser Menge gibt es für diese Ernährungsart jedoch nicht [vgl. Ellrott 2009].

Hierbei wird die für den Stoffwechsel von Kohlenhydraten wichtige Insulin-Ausschüttung, zurückgefahren. Die Energieversorgung wird dann nicht aus Glukose, sondern aus Fett und aus den im Körper aufgebauten Ketonkörpern gedeckt. Durch den Abbau von Fett entstehen diese Ketone, die als alternative Energieträger den Zellen zur Verfügung gestellt werden. Es gibt Low-Carb Diätformen, die die Kohlenhydratzufuhr noch weiter einschränken. Bei der Atkins-Diät werden in den ersten zwei Wochen höchstens 20 gr. an Kohlenhydraten pro Tag zugeführt [vgl. Koula-Jenik 2005].

Bei der Low-Carb Diät muss auf die kohlenhydratreichen Lebensmittel wie z.B. Brot, Nudeln, Reis, Weißmehlprodukte, Zucker und auch Obst weitgehend verzichtet werden. Anstatt dessen sind die erlaubten Nahrungsmittel fett- und eiweißreich wie z.B. Fleisch, Fisch, Käse und Eier.

2.2 Mögliche gesundheitliche Risiken einer Low-Carb Diät

Diese einseitige Ernährungsform birgt gewisse gesundheitliche Risiken in sich. Die gesteigerte Fettzufuhr (vor allem die hohe Aufnahme von gesättigten Fettsäuren) erhöhen das Risiko für Herz-Kreislauf-Krankheiten wie Herzinfarkt oder Schlaganfall. Weiterhin wurden bei Low-Carb-Diäten eine Tendenz zu höheren LDL Cholesterin-, Harnsäure- und Harnstoffwerten festgestellt. Bezüglich der erhöhten Aufnahme von Eiweiß können sich ebenfalls weitere gesundheitliche Risiken ergeben. Hier ist der in eiweißreichen Nahrungsmitteln zum Teil höhere Harnsäuregehalt zu nennen, der zur Entstehung von Gicht führen kann [vgl. Koula-Jenik 2005].
Die Vermeidung von vitamin-, und ballaststoffreichen Lebensmittel wie Obst und Getreideprodukte, kann zu einer Unterversorgung von Vitaminen und Spurenelementen führen. Hier ist eine Einnahme von Supplementen z.B. von Selen, Vitamin D, Folsäure, Jod und Vitamin B1 mit dem Arzt zu besprechen.
[vgl. Churuangsuk C, Griffiths D, Lean MEJ, Combet E 2019]

2.3 Die Grundlage unserer Ernährung

Der Mensch ist, was er isst. Dass unsere Ernährungsweise krank machen kann, ist kein Geheimnis mehr. Wer über Jahre hinweg falsch isst, wird mit ziemlicher Sicherheit eine oder mehrere der zahlreichen ernährungsbedingten Krankheiten, wie z.B. Diabetes, Leberschäden oder einen Herzinfarkt erleiden.
Grundlegend erreichen wir mit unserer Ernährung die Versorgung unseres Körpers mit z.B. Energie, Nährstoffen, Mineralien und Vitaminen. Körper und Geist benötigen für ein ausgeglichenes Wohlbefinden eine ausgewogene und gesunde Ernährung. Ein Zuviel an Energie führt zu Übergewicht und ein Zuwenig zu Untergewicht. Dieser Energiebedarf richtet sich an sehr individuelle Faktoren wie z.B. Größe und Gewicht, Geschlecht und Intension der körperlichen Aktivität. Sportler haben einen höheren Energiebedarf als beispielsweise ältere oder inaktive Menschen.
Eine ausgewogene Mischung unserer täglichen Ernährung liefert unserem Körper die notwendigen Stoffe und die Energie, um gesund und leistungsfähig zu sein.

Energie kann vielfältige Zustandsformen haben: Lichtenergie, Wärmeenergie, elektrische Energie oder chemische Energie. Lebende Organismen wie der Mensch, benötigen zur Aufrechterhaltung ihrer Lebensfunktionen chemische Energie. Diese wird durch bestimmte chemische Eigenschaften gespeichert und kann bei Bedarf abgerufen werden, um dann in Arbeit umgewandelt zu werden. Der wichtigste chemische Energiespeicher der Lebewesen ist ATP (Adenosintriphosphat).

3. Energiestoffwechsel im menschlichen Körper

3.1 Grundlagen unseres Energiestoffwechsels

Damit unser menschlicher Körper verwertbare Energie gewinnen kann, müssen organische Substanzen zugeführt werden. Unsere Energielieferanten sind die Makronährstoffe Kohlenhydrate (4 kcal/g), Fette (9 kcal/g) und Eiweiße (Proteine 4 kcal/g). Auch Alkohol liefert viel Energie (7 kcal/g), dabei ist Alkohol aber kein Nahrungsmittel, sondern ein Genussmittel.
Diese Makronährstoffe werden im Körper oxidiert und zu ca. 60% in Wärme umgewandelt (Aufrechterhaltung der Körpertemperatur). Der Rest wird dann in Form von Adenosintriphosphat (ATP) gespeichert und für viele Stoffwechselvorgänge zur Verfügung gestellt. Die Freisetzung der Energie erfolgt durch die Spaltung von Adenosintriphosphat in Adenosindiphosphat (ADP) und freies Phosphat (P). Da der ATP-Vorrat sehr begrenzt ist, bedient sich der Körper verschiedener Wege der ATP-Resynthese (Synthese = Herstellung). Diese ATP-Resynthese erfolgt durch anaerobe und aerobe Energiegewinnung.
Anaerob geschieht dies aus Kreatinphosphat und Adenosindiphosphat sowie die (anaerobe) Glykolyse (Abbau von Glucose zu ATP und Lactat).
Zur aeroben Energiegewinnung zählen die Oxidation von Glucose, freien Fettsäuren und Aminosäuren. Beim Abbau dieser Stoffe entsteht als Zwischenprodukt Acetyl-CoA, woraus unter der Freisetzung von Kohlendioxid und Wasser das Adenosintriphosphat gebildet wird.

3.2 . Nutzbarmachung der Kohlenhydrate für den menschlichen Körper

Kohlenhydrate sind für unseren Körper eine schnell verfügbare Energiequelle. Sie bestehen dabei aus Wasserstoff, Kohlenstoff und Sauerstoff. Je nach Art des Lebensmittels lassen die Kohlenhydrate z.B. den Blutzuckerspiegel unterschiedlich schnell ansteigen. Umgangssprachlich werden Kohlenhydrate auch als „Zucker" bezeichnet. Je nach dem Aufbau der Kohlenhydrate kann man zwischen einfachen und komplexen Kohlenhydraten unterscheiden.

[Abb. 1: Darstellung von Saccharose (Disaccharide) www.lecturio.de Letzter Zugriff 20.1.2021]

Einfache Kohlenhydrate wie Fruktose oder Glukose (Traubenzucker) werden direkt in unseren Blutkreislauf aufgenommen. Diese Einfachzucker führen zu einem schnellen Anstieg des Blutzuckerspiegels, der aber dann auch rasch wieder abfällt. Solche Schwankungen machen uns hungrig. Nahrungsmittel mit komplexen Kohlenhydraten (= Vielfachzucker) hingegen, sättigen uns besser und vor allem länger, da sie den Blutzuckerzuckerspiegel langsamer ansteigen lassen.

KOHLENHYDRATE ("ZUCKER")			
WELCHE ART VON ZUCKER?	Einfachzucker (Monosaccharide) = kleinster Baustein der Kohlenhydrate	Zweifachzucker (Disaccharide)	Mehrfachzucker (Polysaccharide)
WO ENTHALTEN?	Traubenzucker (Glucose), Fruchtzucker (Fructose)	Kristallzucker (Saccharose) Milchzucker (Lactose) Malzzucker (Maltose)	Stärkehältige Nahrungsmittel wie Kartoffeln, Brot, Reis...
WIE NIMMT SIE DER KÖRPER AUF?	schnell; der Blutzuckerspiegel steigt rasch an	schnell; der Blutzuckerspiegel steigt relativ rasch an	langsam; der Blutzuckerspiegel steigt langsam an

[Abb. 2: Übersicht der Kohlenhydrate www.minimed.at Letzter Zugriff 20.1.2021]

Durch das Kauen der Nahrung setzt der Körper mit dem Speichel das Verdauungsenzym Amylase frei, somit beginnt die Verdauung der Kohlenhydrate bereits im Mund. Die Amylase (Ptyalin spaltet Stärke in Zucker) spaltet den Mehrfachzucker zuerst in Zweifachzucker. Durch die Magensäure wird diese Spaltung erst einmal unterbrochen und im Dünndarm wieder fortgesetzt. Dabei werden größere Moleküle wieder durch die Verdauungsenzyme (Amylasen) der Bauchspeicheldrüse in kleine Stücke gespalten. Zweifachzucker werden durch Enzyme (*Maltase* spaltet Maltose in zwei Moleküle Glukose, *Laktase* spaltet Laktose in Glukose und Galaktose und *Saccharase* spaltet Saccharose in Glukose und Fruktose) der Dünndarmschleimhaut (Mucosa) schließlich zu Einfachzucker gespalten und sind damit das Endprodukt der Kohlenhydratverdauung. Diese kleinsten Einheiten der Kohlenhydrate gelangen nun über die Darmgefäße ins Blut zum Weitertransport durch die Pfortader in die Leber und dienen unseren Zellen damit als Energielieferant. Ein Zuviel an Kohlenhydraten wird durch die Umwandlung in *Glykogen* in der Leber und der Muskulatur gespeichert. Gespeichertes Glykogen in der Muskulatur steht ausschließlich unseren Muskeln zur Verfügung.

Nach der Aufnahme von kohlenhydratreichen Lebensmitteln kommt es innerhalb kurzer Zeit zu einem relativ raschen und steilen Anstieg des Blutzuckers. Der sogenannte *glykämischer Index (GI)* bezeichnet die Höhe dieses Anstiegs den ein bestimmtes Lebensmittel verursacht. Je höher dieser glykämische Index eines Lebensmittels ist, desto stärker steigt auch der Blutzuckerspiegel an. Traubenzucker (Glucose) löst die höchste Blutzuckerspiegelkonzentration aus und wird auch als Referenzwert (100 GI) genutzt.

Damit ein starkes An- und Absteigen des Blutzuckerspiegels verhindert wird ist es sinnvoll, Lebensmittel mit einem niedrigen glykämischen Index zu verzehren die den Blutzucker nur langsam ansteigen lassen und damit länger sättigen. Der Körper braucht dadurch weniger Insulin, um die Zellen mit Energie zu versorgen. Dadurch wird weniger Insulin ausgeschüttet und damit sinkt auch das Risiko an Diabetes mellitus Typ 2 zu erkranken. Lebensmittel mit niedrigem glykämischen Index sind beispielsweise Vollkornprodukte, gekochte Kartoffeln und frisches Gemüse. Gerade Diabetiker sollten darauf achten, den glykämischen Index bei Lebensmitteln möglichst gering zu halten, um die Blutzuckerbelastung zu reduzieren.

4. Die Low-Carb Ernährung im Überblick

Die eigentliche Idee, die sich hinter der Low-Carb-Ernährung verbirgt, ist die Tatsache, dass der Anteil der fett- und eiweißhaltigen Lebensmittel erhöht wird und der Anteil der Kohlenhydrate zum Teil drastisch gesenkt wird. Unser menschlicher Körper nutzt zur Energiegewinnung zuerst leicht verfügbare Kohlenhydrate. Bei der Low-Carb-Ernährung wird genau diese Art der Energiegewinnung durch Kohlenhydrate aus der Nahrung reduziert. Da nun für den Körper kaum leicht verfügbare Kohlenhydrate zur Verfügung stehen, gewinnt der Körper aus den Fettsäuren das notwendige ATP. Diese Fettsäuren gelangen mit dem Blutstrom zur Leber, wo sie durch β-Oxidation zu Acetyl-CoA abgebaut werden. Hierzu wird in der Leber aus diesen Fettsäuren Ketone gebildet die ähnlich wie Monosaccharide (Traubenzucker) wirken. Durch die Bildung von Ketonkörpern ist die Verwertung der in den Fettsäuren gespeicherten Energie auch in Organen möglich, die selbst keine Fettsäuren verwerten können. Unser Körper gewinnt somit die eigentliche Energie für die Zellen aus den Fettreserven. Durch das Fehlen von Kohlenhydraten aus z.B. Getreideprodukte, fehlen dem Körper auch Ballaststoffe die u.a. das Sättigungsgefühl hervorrufen. Das zugeführte Eiweiß hilft dabei das Sättigungsgefühl zu erhöhen.

Grundlegend geht diese Form der Ernährung gerade im Bereich der Kohlenhydrate gegensätzlich zu der von der Deutschen Gesellschaft für Ernährung (DGE) allgemein gültigen Zielsetzung. Die DGE (und unter Berücksichtigung der aktuellen Referenzwerte der D-A-CH Gesellschaft für Ernährung) beschreibt die

Zusammensetzung für eine ausgewogene Ernährung. Die Anteile für eine optimale Nährwertverteilung beträgt in Bezug auf den Energiebedarf durchschnittlich 55% aus Kohlenhydraten, 30% aus Fetten und 15% aus Eiweißen. [www.dge.de Letzter Zugriff 23.1.2021]

5. Ausprägungen der Low-Carb-Ernährung

Eine exakte Dosierungsvorgabe für den Anteil an Kohlenhydraten gibt es als allgemeingültige Größe so nicht. Jede Ausprägungsform definiert hier individuelle Mengenvorgaben. Das eigentliche Ziel jeder geläufigen Form der Low-Carb-Ernährung ist die Einschränkung der Kohlenhydrataufnahme und der daraus dann resultierenden Bildung von Ketonen bei verringerter Insulinausschüttung.
Bei diesen Ausprägungen spricht man von Diäten. Das Wort Diät kommt von „diaita" und hat seinen Ursprung im griechischen. Es bedeutet so viel wie: „Lebensführung oder Lebensweise". Heutzutage wird das Wort Diät durch die Werbung geprägt und hat nicht mehr viel mit seiner eigentlichen Bedeutung der „Nachhaltigkeit" gemein.

5.1 . Übersicht von Low-Carb-Diäten

Die Liste an Low-Carb-Diäten ist lang. Es gibt vielzählige Möglichkeiten sich anhand von der ca. 21 bekannten Low-Carb-Diäten eine für sich passende Form zu finden. Hier möchte ich auf einige sehr bekannte Formen eingehen.

5.1.1. Lutz Diät

Der Österreicher Dr. Wolfgang Lutz vertrat die Meinung, dass aufgrund kohlenhydratreicher Nahrung viele chronische Leiden verursacht werden. Leben ohne Brot war hierbei sein Credo. Ihm stand bei seiner Diätform nicht die Gewichtsabnahme im Vordergrund, sondern es ging ihm um die allgemeinen gesundheitlichen Auswirkungen der Ernährung. Der Mensch wäre von Natur aus Jäger und somit ein Fleischfresser, der seine Nahrung nur durch Früchte und Wurzeln ergänzt hat. Auf Kohlenhydrate in Form von Getreide sei der Mensch nicht ausgerichtet. Fleisch- und Fettkonsum, ergänzt durch Gemüse und Obst sei gesund und man sollte den Verzehr von Kohlenhydraten drastisch einschränken. Alle Arten von Fleisch, pflanzliches und tierisches Fett, Fisch, Eier und Milchprodukte sind in unbegrenzter Menge erlaubt. Gemüse, Salat und Obst sind erlaubt, so lange man nicht mehr als 72 g Kohlenhydrate pro Tag zu sich nimmt. Es kommt hierbei auf die Wochenbilanz an. Wenn diese stimmt, können es auch einige Gramm pro Tag mehr oder weniger sein.
Der Lerneffekt für gesundes Ernähren wird hierbei aber komplett infrage gestellt, da die eigentlichen Essgewohnheiten nicht umgestellt werden. Der Jo-Jo-Effekt ist dabei vorprogrammiert.
Um ein Gefühl für die besagten 72 g Kohlenhydrate zu bekommen hier eine kleine Übersicht:

- 1 mittlerer Apfel: 17 g   300 g Blumenkohl: 9 g
- 250 g Karotten: 12 g   50 g Vollkornnudeln 34 g

Übersicht eines Lutz-Diät Tages:

Frühstück:
- eine Tasse ungesüßten Kaffee oder Tee
- 25 g (eine dünne Scheibe) Vollkornbrot
- zwei weich gekochte Eier

Mittagessen:
- Fleisch, Fisch, Salat, Gemüse nach Belieben
- 30 g Vollkornreis oder 250 g Obst

Abendessen:
- Eier, Braten, Käse nach belieben
- 50 g Vollkornbrot oder ein halbes Vollkornbrötchen
- 250 ml Bier oder Wein

Der eintretende Wasserverlust und durch die reduzierte Kalorienaufnahme kommt es zu Beginn zu einem raschen Gewichtsverlust. Die Kritikpunkte vieler Mediziner beziehen sich auf die Aufnahme zu vieler gesättigter Fettsäuren und von zu großen Mengen tierischer Eiweiße, was mit einer hohen Belastung von Leber und Nieren sowie mit hohen Blutfettwerten einhergehen kann. Ob sich eine solche Diät als dauerhafte Ernährungsform eignet, ist deshalb umstritten.

Ein nachhaltiges Abnehmen und Gewichthalten gelingt dann, wenn die Kalorienmenge reduziert wird und eine aktive Lebensweise (durch z.B. moderatem Sport) umgesetzt wird. Ein Rückfall in alte Ernährungsmuster zieht eine sofortige Gewichtszunahme nach sich. Es tritt dabei meist der sogenannte Jo-Jo-Effekt ein.

5.1.2. Strunz Diät

Der Internist und Gastroenterologe Dr. Ulrich Strunz, Entwickler dieser Diätform, verspricht mit seinem Drei-Phasen-Programm einen sehr strukturierten Ernährungsplan und jede Menger Sport und Bewegung. Er hat mit seinem Programm und seinem Buch „Forever young – das Erfolgsprogramm" sich den Titel des deutschen „Fitnesspapstes" erworben. Sein Motto lautet: Diät und Sport helfen, den Traum vom Jungbrunnen zu erfüllen, frei nach seinem Motto: „Warum nicht 120 werden?"
Die Strunz-Diät wird in drei Phasen unterteilt und setzt dabei auch auf eine kohlenhydratarme und eiweißreiche Ernährung. Sie zählt deshalb ebenfalls zu einer Low-Carb-Diät. Hierbei liegt der Hintergrund auf Muskel- und Knochenaufbau durch Proteine und täglichen sportlichen Betätigungen. Bei dieser Diät soll man mindestens drei Liter Flüssigkeit in Form von Wasser oder Tee zu sich nehmen und dabei Softdrinks und Alkohol komplett meiden. Eine große Menge an Gemüse (ca. ein kg) und mindestens zwei Portionen Obst. Geflügel, Fisch und Eier sollte immer mit zu der Mahlzeit gehören. Auch Pflanzenöle (Oliven- oder Leinöl) sowie ca. 40 Gramm Nüsse sollen zu dem Speiseplan gehören. Der sportliche Beitrag zu dieser Ernährungsform kann gerne durch Ausdauertraining wie Joggen (ca. 30 Minuten täglich) und Krafttraining erfolgen. Die drei Phasen nun im Einzelnen:
Phase 1 – Vital Fatburning

In den ersten ein bis zwei Wochen sind nur Eiweiß, Gemüse und Obst erlaubt. Alle vier Stunden gibt es einen Eiweißdrink. Die darin enthaltenen Aminosäuren setzen nach den Vorstellungen von Dr. Strunz das Wachstumshormon HGH frei, was den Fettabbau fördern soll. Passend dazu sind mindestens 800 Gramm Obst, Salate und Gemüse täglich erlaubt. Zu diesem Ernährungsplan kommt ein tägliches Sportprogramm von mindestens 30 Minuten Jogging, Walking wird empfohlen.

Phase 2 – Intervall-Diät

Nach der ersten Phase wird das Fatburning im Intervall betrieben. Das bedeutet auf jeden Vital-Fatburning-Tag analog der Phase eins, folgt ein Forever-young-Tag, an dem die Ernährung mit viel Obst und Gemüse, Vollkornprodukten, Hülsenfrüchten, magerem Fleisch, Fisch und auch mal einem Gläschen Rotwein (mediterrane Kost) erlaubt ist. Hauptgrund für diese Phase ist es, dass das Intervall-Prinzip dem unerwünschten Jojo-Effekt entgegenwirken soll. Dieser Effekt wird dadurch hervorgerufen, dass unser Körper während der Diät den Stoffwechsel drosselt und so das Gewicht wieder steigt und dabei den Körper auf die Phase drei langsam vorbereiten soll

Phase 3 – Forever young

Diese Phase besteht ausschließlich aus „Forever-young-Tagen" und ist auf Dauer ausgelegt. Die Strunz-Diät liefert einen Rezeptplan, der in einem Baukastensystem ausgelegt ist und man durch viele Rezepte hindurch sich seinen ganz individuellen Speiseplan zusammenstellen kann. Nach dieser Diätform, die auf viel Bewegung und einer ausgewogenen Ernährung aufgebaut ist, baut Strunz sein gesundes, fröhliches und schlankes Leben auf. Einfache Kohlenhydrate werden dabei gemieden.

Das Alter spielt im Übrigen bei der Strunz-Diät keine Rolle. Selbst untrainierte 190-Kilogramm-Menschen soll Strunz damit zu schlanken, gesunden Marathonläufer gebracht haben. Alles eine Frage der liebevollen Motivation, so Strunz.

Besonders positiv ist bei „Forever young" der hohe Anteil von Obst und Gemüse und die Auswahl an hochwertigen Fetten. Auch der sportliche Aspekt bringt dieser Diätform einiges an Pluspunkten. Die Frage stellt sich dann aber, wer für diese Strunz-Diät auf Dauer diesen Aufwand leisten möchte oder leisten kann. Gerade für Untrainierte ist die Gefahr der Überlastung sehr hoch und das gleiche gilt für stark übergewichtige Menschen.

5.1.3. Atkins Diät

Dr. Robert Atkins, Herzspezialist und Erfinder der Atkins Diät, fokussiert seine Ernährungsform auf das Ziel, dem Körper so wenige Kohlenhydrate zuzuführen, dass er gezwungen wird, zur Energiegewinnung auf die gespeicherten Fettreserven zurückzugreifen. Die Low-Carb-Form nutzt Fett als Hauptenergieträger sowie Protein als Hauptlieferant von Aminosäuren. Dieser Ansatz soll den Körper dazu zwingen, Fett zur Energiegewinnung in Ketonkörper zu verwandeln. Es werden kohlehydratreiche Lebensmittel wie, Brot, Nudeln und

Kartoffeln vom Speiseplan gestrichen. Fleisch, Wurst, Käse, Eier und Sahne kann man sogar bis zum Einsetzen des Sättigungsgefühls essen.

Diese Low-Carb-Diät Form eignet sich ebenfalls dazu gerade zu Anfang überflüssige Fettdepots im Körper zu verlieren. Wie bei der Strunz-Diät baut sich die Atkins-Diät in Stufen auf. Die letzte Stufe und vierte Stufe sollen wieder auf Dauer angewendet werden. Nachfolgend die vier Stufen der Atkins-Diät

Stufe 1:

Zu Beginn wird durch die maximale Einnahme von 20 g an Kohlenhydraten die Aufnahme drastisch reduziert. Der Zustand der Ketose tritt daraufhin ein und könnte durch einen Keton-Test nachgewiesen werden. Ein weiteres Anzeichen der Ketose wird zu Beginn leider durch schlechten Atem angezeigt. Durch das Abatmen von Aceton entsteht dieser Geruch, der sich aber wieder normalisiert.

Stufe 2:

In dieser Stufe wird die Aufnahme von Kohlenhydraten wieder wochenweise um ca. 5 Gramm je Tag erhöht. Es wird dabei weiter an Gewicht verloren und man „tastet" sich langsam an den Bereich heran, bei dem man kein Gewicht mehr verliert und damit stagniert die Gewichtsabnahme. Mit diesem Punkt hat man dann den „kritischen Kohlenhydratwert" erreicht. Mit dieser Menge an Kohlenhydraten wird kein Gewicht verloren aber auch kein Gewicht zugelegt.

Stufe 3:

In diesem Bereich wird die Zufuhr der Kohlenhydrate ganz bewusst gesteigert werden, um das Selbstgefühl für den eigenen Stoffwechsel kennen und beeinflussen zu können. Mit der erhöhten Aufnahme der Kohlenhydrate verliert sich wieder der Zustand der Ketose da der Körper wieder beginnt über das Vorhandensein von Kohlenhydraten seine Energie daraus zu gewinnen. Der Insulinspiegel steigt hier wieder und es kann Heißhunger auftreten, der gezügelt werden muss.

Stufe 4:

Nach dem Erreichen des eigentlichen Wunschgewichtes hat man die Phase erlangt, die nun in Zukunft lebenslang und kohlenhydratarm weitergeführt wird. Diese letzte Phase ist dann das, was wir alle unser Leben lang versuchen: das Gewicht zu halten.

5.1.4. Glyx Diät

Marion Grillparzer (Oecotrophologin Ernährungswissenschaftlerin und Journalistin) hatte 1999 den Begriff Glyx-Diät wurde geprägt. Die Glyx-Diät ist eine Diätform, die auf der Wirkung des glykämischen Index (Glyx, GI) basiert. Der glykämische Index ist das Maß dafür, wie stark der Blutzucker nach Verzehr eines kohlenhydrathaltigen Lebensmittels ansteigt. Der Referenzwert für den GI wurde mittels des Anstiegs der Blutzuckerkonzentration nach dem Verzehr von 50 g

Traubenzucker (Glukose) auf 100 festgelegt. Nach der Konzentration von Glukose im Blut richtet sich dann die Ausschüttung des Hormons Insulin.

Somit gilt der GI von Glukose (100) als der höchste GI-Wert. Andere Lebensmittel werden bezüglich der Auswirkung auf die Blutzuckerkonzentration damit ins Verhältnis gesetzt. Der GI wird in niedrig (<55), mittel (55-70) und hoch (70-100) eingestuft. Besonderheit: Der glykämische Index von Lebensmitteln, die erwärmt werden, sind meistens höher als der von rohen Nahrungsmitteln.

Die Betrachtung diese GI allein bemängeln die Kritiker. Den GI ohne Anbetracht der verzehrten Menge eines Lebensmittels wäre so nicht aussagefähig. Deshalb nutzt man dazu ein weiteres Kriterium, die Glykämische Last (GL). Sie wird wie folgt berechnet: GL = (GI/100) x Menge verzehrte Kohlenhydrate. Allerdings sind GI oder GL keine stoffspezifischen Konstanten.

Dies bedeutet, dass sich der Einfluss von Nahrungsmitteln auf die Blutzuckerkonzentration durch die Zubereitung und durch die Anteile von Fetten und Eiweißen ändern kann.

Menschen, die auf den GI grundlegend achten, nehmen bei den Mahlzeiten ein Mehr an komplexen und langkettigen Kohlenhydraten zu sich und reduzieren damit die Insulinausschüttung und vor allem die Insulin Höchstwerte (Insulinspitzen).

Laut der Kohlenhydrat-Leitlinie der Deutschen Gesellschaft für Ernährung ist es möglich, dass eine Ernährung mit hohem GI das Risiko für Adipositas, Diabetes mellitus Typ 2, koronarer Herzkrankheit und Darmkrebs erhöht. Zudem ist es wahrscheinlich, dass sich auch die Konzentration des Gesamtcholesterinspiegels erhöht.

5.1.5. Übersicht Glyx Tabelle

Die nachfolgende Tabelle zeigt einen Überblick über den Kohlenhydratgehalt, den glykämischen Index und die glykämische Last von einigen Lebensmitteln.

Lebensmittel	Kohlenhydrat-gehalt je 100g	Glykämischer Index (GI)	Glykämische Last (GL)
Maissirup	68,5	115	78,8
Bier	4	110	4,4
Datteln getrocknet	66,1	100	66,1
Glukose (Traubenzucker)	100	100	100
Glukosesirup	100	100	100
Stärke, modifiziert	100	100	100
Weizensirup, Reissirup	98	100	98
Kartoffelgratin, Bratkartoffeln	10,8	95	10,3
Kartoffelstärke	83	95	78,9
Pommes frites	35	95	33,3
Reismehl	85	95	80,8
Mais (Körner)	15	56	8,4
Pfirsich (Konserve)	8,9	58	5,2
Lasagne (aus Hartweizen)	11	60	6,6
Mayonnaise (gezuckert)	11	60	6,6
Kartoffeln/Steakfries	18	60	10,8
Banane, reif	21,4	60	12,8
Pizza	25	60	15
Eiscreme, gezuckert	28	60	16,8
Maronen, Esskastanien	44,1	60	26,5
Milchbrot	54	60	32,4
Ravioli (aus Hartweizen)	60	60	36
Krustentiere	1	5	0,1
Essig	3	5	0,2
Avocado	0,4	10	0
Petersilie	7,4	11	0,8
Chinakohl	1,2	12	0,1
Poree	2,5	12	0,3
Zitrone	9,3	12	1,1
Bleichsellerie	2,2	14	0,3
Rosenkohl	9	14	1,3
Endivien	0,3	15	0,1

[Abb. 3: Lebensmittel Angabe Kohlenhydratanteil GI GL - Eigene Darstellung]

6. Die 10 Regeln der Low-Carb-Ernährung

Zu Beginn einer Ernährungsumstellung stellt sich die Frage, was man alles beachten muss, um damit gesund und effektiv abzunehmen. Allgemeingültige Regeln gibt es für die Form der Low-Carb-Ernährung nicht. Es haben sich dazu 10 Regeln etabliert, die je nach Herausgeber zwar etwas differieren, jedoch in der Grundaussage relativ identisch sind. Regeln helfen uns gerade am Anfang der Ernährungsumstellung dabei, eine gewisse Struktur im Alltag aufzubauen und die gesteckten Ziele konsequent zu verfolgen. Nachfolgend sind die 10 Low-Carb-Regeln zusammengefasst, damit die Ernährungsumstellung strukturiert ablaufen kann.

6.1. Regel Nummer eins: „Wissen ist Macht"

Ohne das Verständnis über unsere Nährstoffe und über unsren Körper kann eine Low-Carb-Ernährung nicht wirklich erfolgreich sein. Hierzu muss man kein Experte werden, jedoch ein gewisses Grundverständnis und das Einlesen in diese Thematik ist sehr wichtig. Der Verstand über unsere Hauptnährstoffe und deren Energiedichte, dem Nährstoffgehalt unserer alltäglichen Nahrungsmittel, gepaart mit dem weiteren Verständnis über deren Abläufe in unserem Körper sollten schon in gewissem Maß vorhanden sein. Perfekt ist es, wenn man sich mit den nachfolgend genannten Fragen auseinandersetzt.

- Was ist der eigene Grund- und Gesamtumsatz?
- Was sind unsere Hauptnährstoffe in unseren Nahrungsmitteln?
- Welche Energiedichte haben unsere Hauptnährstoffe?
- Wie und wann verliert der Körper Fett beziehungsweise Gewicht?

Sobald man auf diese Fragen die Antworten kennt, kann es losgehen.

6.2. Regel Nummer zwei: „Viel Flüssigkeit trinken"

Hier eignet sich Wasser oder Tee am besten. Unser Körper besteht bekanntlich aus einem Großteil (ca. 60-70%) aus Wasser. Es ist leicht verfügbar, preiswert und kalorienfrei. Viel Wasser trägt zum Ankurbeln unseres Stoffwechsels bei. Entschlacken, entgiften und effektiver Fett zu verbrennen, sind weitere Eigenschaften von Wasser. Ein Glas Wasser vor den Mahlzeiten trägt auch zu einem vorzeitigen Sättigungsgefühl bei. 1,5 Liter als Mindestmenge ist dabei ein Richtwert. Es dürfen jedoch auch gerne zwei Liter oder mehr Wasser pro Tag sein.

Hier einige Tipps für diese zweite Regel:

- Gewohnheiten umstellen, Wasser statt Softdrinks
- Stilles Wasser kann man in größeren Mengen auf einmal trinken
- Das Trinken am besten über den ganzen Tag verteilen
- Nicht erst trinken, wenn man Durst hat
- Auf Alkohol möglichst verzichten

6.3. Regel Nummer drei: „Ziele genau definieren"

Im Schnitt nimmt man ca. 300g Kohlenhydrate pro Tag zu sich. Dies bedeutet, dass man mit einer durchschnittlichen Zahl, die darunter liegt, theoretisch von einer Low-Carb-Ernährung sprechen kann. Eine allgemeine Definition zu dieser Menge gibt es nicht. Je nach Art der Low-Carb-Diät wird eine bestimmte Menge an Kohlenhydraten bereits vorgegeben. Hier sind die Ziele, die man sich dabei steckt, das Maß der Dinge. Mit einem Zuviel an Kohlenhydraten kann man z.B. nicht in die Ketose kommen und mit einem Zuwenig davon stellen sich vielleicht zu starke Nebenwirkungen (Kopfschmerzen, …) ein. Hier gilt die Regel: Bestimme den Wert selbst. Auch bei der Kalorienaufnahme kommt es auf die eigenen Ziele an. Ein Kaloriendefizit führt zu einer Gewichtsabnahme. Ein guter Anfangswert, der über den Tag verteilt einer Menge von 100g an Kohlenhydraten entspricht, ist eine gute Möglichkeit mit der Low-Carb-Diät zu beginnen.

6.4. Regel Nummer 4: „Iss Dich satt"

Es gibt keinen Grund sich Sorgen zu machen, dass man nicht satt wird. Es kommt nur darauf an, was auf dem Teller landet. Die Veränderung der Einkaufsgewohnheiten ist sehr wichtig und man muss sich an die „neuen Dinge" gewöhnen. Die Gerichte müssen mit den richtigen Sattmachern angepasst werden: Eiweiß- und ballaststoffreich (Gemüse, Fleisch, Milchprodukte, Eier, Käse, Fisch oder Tofu). Weniger Kohlenhydrate, dafür aber die richtigen, langkettigen und schwerer verdaulichen Kohlenhydrate (z.B. aus Hülsenfrüchten, Gemüse, Vollkorn und Dinkel). Dazu gesunde pflanzliche Fette wie (Kokos-, Raps- und Olivenöl sowie Nussöle und Fischfett wie beispielsweise aus Lachs).

6.5. Regel Nummer 5: „Mineralstoffe & Vitamine"

Obst und Gemüse, mehrmals am Tag, dies muss im Speiseplan immer eingeplant sein. Dadurch wird die Aufnahme von ausreichend Vitaminen und Mineralstoffen sichergestellt. Aufgrund der hormonellen Schwankungen sollen gerade Frauen auf eine ausreichende Zufuhr von Eisen, Magnesium, Kalzium und Jod achten.

6.6. Regel Nummer 6: „Die richtigen Fette nutzen"

Fett ist bei einer Low-Carb-Diät der sehr wichtige Energielieferant an essenziellen Fettsäuren. Der Fettanteil des Energiebedarfes soll bei ca. 50-60% liegen. Wir sprechen hierbei von gesättigten Fettsäuren (aus z.B. Wurst und Fleisch) und einfach oder mehrfach ungesättigten Fettsäuren (aus z.B. Nüssen, Leinsamen oder Olivenöl). Zu den „guten" Fetten gehören Fischöl sowie pflanzliche Öle aus Raps, Oliven, Leinsamen oder Algen. Alle diese Öle enthalten einen hohen Anteil an Omega-3-Fettsäuren oder sind reich an Ölsäure. In tierischen Fetten, aber auch im Öl von Sonnenblumen oder Mais überwiegen dagegen die Omega-6-Fettsäuren.

6.7. Regel Nummer 7: „Geregelte Essenszeiten"

Geregelte Essenszeiten sind sehr wichtig, sie geben Struktur und erleichtern uns den Tagesablauf optimal zu planen. Regelmäßig und mindestens drei Mahlzeiten am Tag einnehmen vermeiden zum Beispiel Heißhungerattacken, die einem unüberlegt zu Süßigkeiten oder ähnlichem greifen lassen. Gerade zu Anfang der

Low-Carb-Diät wo alles noch „unbekannt" und einem die „neuen" Lebensmittel noch nicht vertraut erscheinen, ist eine Struktur sehr hilfreich.
Beruflicher Stress oder ein anstrengender familiärer Tagesablauf können sonst einem sehr schnell in „alte" Gewohnheiten zurückfallen lassen.

6.8. Regel Nummer 8: „Bring Abwechslung ins Spiel"

Man sollte versuchen, möglichst viel Abwechslung in den Speiseplan zu bringen. Low-Carb ist eine Ernährungsumstellung, die nicht nach ein paar Wochen oder Monaten wieder aufgegeben werden sollte, sondern eine längere Zeit begleiten soll. Deshalb ist es wichtig, eine breite Palette an Low-Carb-Nahrungsmitteln zu kennen und zu variieren. Essen soll nach wie vor Spaß machen und natürlich schmecken. Dazu ist es hilfreich, wenn man selbst den Kochlöffel in die Hand nimmt und man sich damit beschäftigt, was man zu sich nehmen darf und welche Lebensmittel eher der Seltenheit angehören sollten.

6.9. Regel Nummer 9: „Bewegung & Sport"

Wer die Möglichkeit und die Bereitschaft zum Ausüben von Sport mitbringt, soll auf jeden Fall dies in den Tagesablauf mit einplanen. Hier lassen sich zwei Fliegen mit einer Klappe schlagen: Sport und Bewegung schafft ein zusätzliches Kaloriendefizit für den jeweiligen Tag. Dann kann man eventuell etwas mehr essen als sonst, oder sich über das Kaloriendefizit freuen. Zusätzlich ist die Bewegung ein toller Alltagsausgleich und tut sich dabei noch etwas sehr Gutes. Es ginge natürlich auch ohne Sport und ist für die Low-Carb-Diät nicht zwingend vorgeschrieben, aber die Vorteile aus einem aktiveren Lebenswandel liegen auf der Hand: Stärkung vom Herz- Kreislaufsystem, ankurbeln vom Energiestoffwechsel, Stärkung vom Immunsystem, …). Also wer will und kann, drei Mal pro Woche eine halbe Stunde Sport.

6.10. Regel Nummer 10: „Schummeln erlaubt?"

Jein?! Ausrutscher dürfen passieren. Ein sogenannter „Cheat-Day" (engl. Cheat, schummeln, mogeln) muss auch geplant sein, darf aber nicht Fast Food von morgens bis abends bedeuten. Vielleicht einmal eine größere Portion Vollkornnudeln oder eine selbstgemachte Pizza. Nur nicht übertreiben und dabei versuchen trotzdem gesündere Dinge zu essen. Ein Stück Schokolade oder ein kleines Eis darf auch ein- bis zweimal im Monat toleriert werden. Nur nicht das eigentliche Ziel aus den Augen verlieren.

7. Übersicht weiterer Low-Carb-Methoden

- Anabole Diät: Die Ernährung für den Muskelaufbau. Im Wechsel wird auf Kohlenhydrate verzichtet und dann wieder Zufuhr auf bis zu 60% der zugeführten Kalorien hochgefahren. Dies soll den Muskelaufbau anregen.
- Dukan Diät: 100 Lebensmittel sind erlaubt. 28 zuckerarme Gemüsesorten und 72 proteinreiche Lebensmittel. Dahingegen wenig Fett und Kohlenhydrate. Mit dieser Form soll es möglich sein das Wunschgewicht zu halten.
- LCHT Methode: Kohlenhydrate werden auf ein Minimum reduziert und durch Fette ersetzt. Ziel ist es stoffwechselbedingten und entzündlichen Krankheiten vorzubeugen.

- Bulletproof Diät: Hier werden Lebensmittel in „bulletproof" (kugelsicher) und „toxic" (giftig) eingestuft. Eine Ernährungsweise mit viel Fett, Eiweiß in Maßen und wenig Kohlenhydrate. Durch die Erhöhung des Energielevels soll dies die physikalische und mentale Verfassung steigern.
- Hollywood Diät: Ein Essen aus Trennkost und Low-Carb. U.a. exotische Früchte werden im Wechsel mit mindestens zwei Stunden Unterbrechung verzehrt. Maximal 1.000 Kalorien sind dabei erlaubt. „Filmschauspielern" sollen so rechtzeitig auf das gewünschte Gewicht kommen.
- LOGI Methode: Basiert auf dem Konzept der LOGI Tabelle. Sie gibt vor welche Lebensmittel oft, häufig oder selten gegessen werden können. Die Maßgabe dazu ist wie bei der GLYX-Diät, die glykämische Last der Nahrungsmittel. Ziel ist das Abnehmen und das Halten des Gewichtes.
- LCHQ Methode: Eine Pyramide zeigt in fünf Kategorien Lebensmittel an, die nicht oder wenig und die, die verzehrt werden sollen. Ein besonderes Augenmerk legt man hier bei hochwertigen Eiweißquellen (z.B. Bio-Produkte)
- Montignac Methode: Auch auf Basis des glykämischen Index werden hier die Lebensmittel in Gruppen eingeteilt. Sehr gute. (GI<35) in Kombination mit Fett und Eiweiß. Gute (GI 35-50) nicht mit Fett kombinieren und schlechte (GI 50-100) werden vermieden. Das Ziel: Dauerhafte Gewichtsabnahme und Verringerung des Risikos für Diabetes Typ 2.
- Ketogene Diät: Die Umsetzung erfolgt hierbei auch über die Ketose. Extremer Verzicht auf Kohlenhydrate und hohe Zuführung von Fetten. Ziel: Gewichtsreduktion und Vorbeugung von Stoffwechselerkrankungen.
- Paelo Diät: Steinzeitdiät. Erlaubt ist was Steinzeitmenschen zur Ernährung genutzt haben. Gemüse, Beeren, Fische, Wildtiere oder Pilze. Kein Getreide und keine Milch. Im Grunde nach geht es hierbei um eine gesunde Lebensweise.
- Sears Diät: Auch Zone Diät genannt. Nahrungsaufnahme findet alle 4,5 Stunden statt. Kohlenhydrate nur nach niedrigem glykämischen Index. Ziel ist es den Blutzuckerspiegel immer in einem bestimmten Bereich (Zone) zu halten. In dieser „Zone" sollen die Hormone leistungssteigernd und stimmungsaufhellend sein.
- New York Diät: Ein Ernährungsplan in drei Phasen und viel Sport. Ziel: Da sie auf acht Wochen ausgelegt ist, dient sie der Gewichtsabnahme und ist nicht als dauerhafte Ernährungsumstellung gedacht.
- Slow Carb Diät: Fünf einfache Regeln. Keine weißen Kohlenhydrate (Nudeln oder Weißmehlbrot) und keine kalorienhaltigen Getränke. Anstatt dessen gibt es eine Liste mit kohlenhydratarmen Lebensmitteln und zusätzlichen Supplements. Sechs Tage nach den Regeln der Diät leben, gefolgt von einem „Cheat-Day" an dem beliebig gegessen werden kann. Ziel: Gewichtsabnahme.
- Whole 30 Methode: Ein 30 Tage Programm in denen nur unverarbeitete Lebensmittel (whole foods - Vollwertkost) erlaubt sind. Erlaubt sind Gemüse, Früchte, unverarbeitetes Fleisch, Fisch, Nüsse, Eier, Öle und Kaffee. Keine Milchprodukte (Butter ist erlaubt), kein Getreide, kein Alkohol und kein Fast Food. Ziel: Rückbesinnung auf eine bewusste Ernährung. Das Wiegen ist dabei verboten.
- Stillman Diät: Sechs kleine Portionen pro Tag. Ausschließlich proteinreiche Nahrung und mindestens acht Gläser Wasser am Tag trinken. Ebenso ist Sport ein wichtiger Teil dieser Diät. Ziel: Schnelles Abnehmen.

- South Beach Diät. Der glykämische Index ist hierbei das Maß der Dinge. Der Fokus liegt auf dem Verzehr von magerem Fleisch, Fisch und viel Obst und Gemüse. Drei Hauptmahlzeiten und drei kleine Zwischenmahlzeiten. Phase 1: (1-2 Wochen) Verzicht auf Nahrungsmittel (z.B. Mais) mit schlechtem GI. Phase 2: Dauert bis zum Erreichen des Wunschgewichtes mit der Zuführung von Lebensmitteln mit niedrigem GI (z.B. Vollkornprodukte). Phase 3: Es dürfen wieder fast alle Kohlenhydrate zu sich genommen werden. Bei einer Gewichtszunahme werden bei Bedarf bestimmte Kohlenhydrate wieder aus dem Speiseplan verbannt. Ziel: Gewichtsabnahme.
- Zero Carb Diät: Leben wie ein Eskimo, deren Ernährungsweise fast ausschließlich aus Fleisch und Fisch besteht. Diese Form erlaubt nur tierische Lebensmittel ohne Obst oder Gemüse. Die Ketose steht hier sehr schnell im Vordergrund und die Gewichtsabnahme ist das Ziel dieser Diät.

8. Die Vor- und Nachteile einer Low-Carb Ernährung

Anlaufschwierigkeiten sind zu Anfang vorprogrammiert. Da unterscheiden sich andere Diätformen sicherlich nicht allzu sehr von der Low-Carb-Diät. Jede Veränderung vom gewohnten Lebensablauf ist eine mehr oder weniger große Herausforderung. Der Körper muss sich auf die Umstellung gewöhnen und perfekt ist es, wenn die Eigenmotivation dabei recht hoch ist. Es gibt sehr viele positive und gesundheitsfördernden Vorteile, die sich aus einer bewussten Ernährungsumstellung ergeben können.

8.1. Vorteile einer Low-Carb-Ernährung

Die Stärkung des Bewusstseins hinsichtlich dem sehr bewussten Umgang mit Lebensmitteln, deren Nährstoffen und Vitaminen, den Sinn für Verdauungsvorgänge im Körper und dem Meiden von weniger gesunden Lebensmitteln, ist schon einmal für sich gesehen ein sehr guter Schritt für einen gesunden und aktiven Lebensstil. Deshalb sind Menschen, die sich mit einer Diätform wirklich intensiv beschäftigen, gerade in Bezug auf dem Wissen dazu, einen wichtigen Schritt anderen Menschen voraus.

- Senkung des Körperfettanteils
  - Kohlenhydratarme Ernährung führt unseren Körper in die Form der Ketose. Unser Verdauungssystem stellt sich dabei bei der Form der Energiebereitstellung um und gewinnt diese Energie aus den Fettdepots des Körpers (Ketose). Der Effekt dabei ist die Senkung des Körperfettanteils unter dem positiven Einfluss eines geringen Blutzuckerspiegels durch eine verminderte Insulinausschüttung. [vgl. Hönemann 2007]

- Bessere Konstanz des Blutzuckerspiegels
  - Ein ständiges Auf und Ab des Blutzuckerspiegels durch den Verzehr von insbesondere Monosaccharinen (z.B. Einfachzucker wie Glukose), lässt die Insulinausschüttung unablässig funktionieren. Dieser Einfachzucker schießt regelrecht ins Blut und unserer Körper versucht mit Insulin den Blutzuckerspiegel wieder in eine Konstanz zu bringen. Das beschriebene Auf und Ab ist vorprogrammiert. Dies wiederum begünstigt eine Insulinresistenz (verringerte zelluläre Antwort auf Insulin) und gilt dabei

als eine der Hauptursachen für die Entstehung von Diabetes mellitus Typ 2. Eine Ernährungsform, die auf den Verzicht von Monosaccharinen aufbaut, verhindert genau die ständige massive Veränderung unseres Blutzuckerspiegels.

- Bewusstsein stärken
  - o Die Tatsache sich über seine Ernährung Gedanken zu machen, sich mit seinen Lebensmitteln auseinandersetzen und dabei seinen Sachverstand bezüglich der Nährstoffe zu schärfen, fördert den bewussten Umgang mit dem Essen. Eine Hinterfragung der eigenen Ernährungsweise, das Bewusstsein von Nährwerten und deren grundlegenden Auswirkungen auf den Körper, lassen uns einen besseren Überblick erlangen, was für unsere Ernährung gut oder weniger gut ist. Die Umsetzung dieses Wissen lässt unseren Ernährungsstil dann einer gesünderen Ernährungsweise anzupassen – mehr Vitamine, Ballaststoffe, gesündere Fette und ein Mehr an Obst und Gemüse sind das Ergebnis.

- Erleichterung und Unterstützung von Diabetes mellitus Typ 1 / 2 Patienten
  - o Gerade diese Menschen, die aufgrund dieser Erkrankung teils massiv gestörte Blutzuckertendenzen haben (hoher HbA1c-Wert), können davon profitieren. Gesunde Menschen weisen einen HbA1c-Wert um die 30 mmol/mol auf – oder bei etwa 5%, was bedeutet, dass etwa fünf Prozent der Hämoglobinmoleküle „verzuckert" sind. Bei Diabetes Typ1 empfiehlt die Deutsche Diabetes Gesellschaft einen HbA1c-Wert unter 58 mmol/mol oder 7,5% und bei Diabetes Typ 2 wird ein HbA1c-Wert zwischen 48 und 58 mmol/mol empfohlen. [www.diabets-Ratgeber.net Letzter Zugriff 19.1.2021].
  - o Beim Typ 1 (den meist Kinder und Jugendliche betreffen) handelt es sich um eine unheilbare Form, die durch einen Mangel an dem Hormon Insulin bedingt ist. Hier ist das Versagen der Zellen in der Bauchspeicheldrüse ursächlich und kann nur durch das Zuführen von Insulin behandelt werden. Der Typ 2 beschreibt eine verminderte Empfindlichkeit der Körperzellen auf das Insulin. Dies beginnt meist schleichend und betrifft meist übergewichtige Menschen, die sich „falsch" ernähren und meist auch keine sportlichen Aktivitäten unternehmen. Hier stehen vielfältige Therapiemaßnahmen zur Verfügung. [www.bundesgesundheitsministerium Letzter Zugriff 19.1.2021]

- Optimierter Verdauungsprozess
  - o Da Fette und Eiweiße (höhere Anteile bei der Low-Carb-Ernährung) einen anderen Ansatz bei der Verdauung durchlaufen als Kohlenhydrate, verlangsamt sich der Verdauungsprozess und man verspürt dadurch ein weit längeres Sättigungsgefühl. Hierbei werden auch die sogenannten Heißhungerattacken vermieden die durch den schnellen Anstieg und Abstieg des Blutzuckerspiegels verursacht werden.

8.2. Nachteile einer Low-Carb-Ernährung

- Schokolade macht uns glücklich – Mythos oder Wahrheit?
    o Dass Schokolade glücklich machen soll ist umstritten. Das Glückshormon Serotonin kann auf jeden Fall durch die Aminosäure Trytophan, die in Schokolade enthalten ist, hergestellt werden. Nur die Menge ist dafür wohl nicht ausreichend, um Wirkung zu zeigen. (Aber unglückliche, schokoladeessende Menschen findet man jedoch auch selten…)
    Fest steht jedoch, dass zu Beginn einer kohlenhydratarmen Ernährung die Umstellung zu Kraftlosigkeit, Antriebslosigkeit, Schwindel oder auch Kopfschmerzen führen kann. Gerade auch die Psyche kann unter dieser Ernährungsform leiden. Dies kann sich auf das berufliche wie auch das private Leben auswirken.

- Fehlende Vitamine und Spurenelemente
    Eine ausreichende Menge an Vitaminen und Spurenelementen über eine kohlenhydratarme Ernährung zu sich zu nehmen, ist nicht so einfach möglich. Bei der Wahl der falschen Lebensmittel kann es zu einem Mangel kommen. Es gibt sehr viele essenzielle Vitamine und Spurenelementen, die einem dabei fehlen und zu gesundheitlichen Problemen führen können. Zum Beispiel der Homocystein-Anstieg unter einer Low-Carb Diät könnte durch einen sehr geringen Verzehr an Obst, Gemüse und Vollkornprodukten verursacht sein. Diese Lebensmittel enthalten jedoch gerade die für den Abbau von Homocystein wichtigen Vitamine B6 und Folsäure."

- Eingeschränkte Leistungsfähigkeit beim Sport
    o Unser Körper speichert Glukose in Form von Glykogen in der Leber und in der Muskulatur. Im Muskel ist es für die Versorgung der Muskelzellen vorhanden. Bei der Ketose fällt der Glykogengehalt ab und der Körper ist mittels der Leber gezwungen Ketone als alternative Energiequelle zu synthetisieren. Das kann zu einem Leistungsabfall bei z.B. Kraft- oder Ausdauersport zur Folge haben. Kohlenhydrate sind besser für eine Regeneration geeignet und ein Mangel kann die Infektionsanfälligkeit erhöhen.

- Zu viel Eiweiß kann schaden
    o Unsere Nieren sind für die Verstoffwechselung von Eiweißen zuständig. Durch eine dauerhaft erhöhte Zuführung von Proteinen, können die Nieren, gerade auch bei vorhandenen Nierenerkrankungen, zu gesundheitlichen Problemen führen. Für den Abbau von Aminosäuren sind die Leber und die Nieren zuständig. Über die Nieren wird der dabei entstehende Harnstoff abgebaut.

- Weniger Lebensqualität?
    o Gerade dann, wenn man mit einer Diät sich an viele Vorgaben halten muss (will), kann der Umgang im privaten Bereich mit Familie oder Freunden zu Einschränkungen führen. Beim gemeinsamen Essen in einem Restaurant zum Beispiel. Man sitzt mit dabei und kann vielleicht gerade nichts mitbestellen, weil die Zeit vielleicht gerade nicht passend

ist oder der Italiener vielleicht nur Pizza und Pasta im Angebot hat. Auf Dauer gehen solche Einschränkungen beim ein oder anderen Menschen mit einem Verlust von Lebensqualität einher. Man kann sich dabei ausgeschlossen fühlen oder andere machen darüber vielleicht sogar Scherze.

- Mundgeruch macht einsam
    o Menschen, die regelmäßig fasten, kennen den typischen Fasten- oder Diätgeruch, der an Nagellackentferner erinnert. Auslöser ist ein unvollständiger Fettabbau durch Kohlenhydratmangel. Der Körper braucht täglich mindestens ca. 50 g Kohlenhydrate, um Fette in Traubenzucker umzuwandeln. Sonst bilden sich Ketonkörper, die in Form von stark riechendem Aceton abgeatmet werden. Zu diesen geruchlichen Folgen kommt es besonders bei kohlenhydratarmen Diäten. Hierbei kann das Selbstbewusstsein stark leiden und die Kontakte zu anderen Menschen sehr eingeschränkt werden.

9. Im Alltag

Eine Anpassung und Veränderung von Essgewohnheiten bedürfen einer großen Anstrengung, um im Alltag die Umsetzung dauerhaft zu bewältigen. Damit man einen besseren Überblick über die pragmatische Umsetzung dazu bekommt, sind nachfolgend eine Alltagssituation dargestellt, die eine entsprechende Umsetzung in Bezug auf die jeweils individuelle Situation beschreibt.

9.1. Ambitionierter Freizeitsportler

In diesem Beispiel beschreibe ich einen etwas übergewichtigen, aber ambitionierten jungen Menschen, der gepaart mit sportlichen Aktivitäten und einer Low-Carb-Diät, Körperfett abbauen und Muskelmasse aufbauen möchte. Die Basis seiner Figur ist auch aufgrund seines Alters recht gut. Lediglich ein paar Pfunde sind ihm zu viel und einen etwas definierten Muskelansatz am Oberkörper und an den Beinen sind ihm dabei wichtig. Beruflich arbeitet Philip in einem Fitnessstudio und hat somit schon einmal beste Voraussetzungen, um den sportlichen Teil seiner Diät relativ einfach (zumindest zeitlich gesehen), absolvieren kann.

Zur Person: Philip 28 Jahre jung, 188 cm groß und 94 kg schwer. Philip hat damit einen BMI von 26,6 und ist damit übergewichtig (ohne Beachtung der Muskelmasse oder der Knochendichte).

Bezeichnung	BMI
Untergewicht	weniger als 18,5
Normalgewicht	18,5 - 24,9
Übergewicht	25 - 29,9
starkes Übergewicht Adipositas Grad I	30 - 34,9
Adipositas Grad II	35 - 39,9
Adipositas Grad III	40 oder mehr

[Abb. 4: Darstellung der BMI Übersicht - Eigene Darstellung]

Philip möchte nun seine Situation verändern und mit einer Low-Carb-Diät und mit Kraft- und Ausdauersport seine Ziele erreichen. In seinem beruflichen Alltag bewegt sich Philip relativ viel und ist in seinem Beruf stark eingespannt. Auch sitzende Tätigkeiten im Büro gehören zu seinem Aufgabengebiet. Sein privates Umfeld ist geprägt von Treffen mit Freunden und seinem Hobby „Wandern & fotografieren". Er ist sehr motiviert und neigt etwas zu Ungeduld.

- Sein täglicher Speiseplan

Besteht aus Zeitgründen oft nur Fast Food und Produkte aus der Bäckerei. Das Frühstück setzt sich zusammen aus normalen Weißmehl-Brötchen, meist mit Butter und Schokoaufstrich und selten Wurst.

Zum Mittagessen geht es häufig in das nahegelegene Fastfood-Restaurant und besteht oft aus Burger, Pommes und Softgetränken.

Nach der Arbeit geht es nach Hause, wo in der Regel ein vorgekochtes reichhaltiges Abendessen auf ihn wartet.

Bei Freunden können dann abends noch Chips oder ähnliches dazukommen.

Philip entschließt sich eine Low-Carb-Diät gekoppelt mit sportlichen Einheiten wie Kraft- und Ausdauersport zu beginnen. Für ihn gibt es bis auf den weitgehenden Verzicht von kohlenhydratreichen Nahrungsmitteln , keine größeren beruflichen oder privaten Herausforderungen, die er aufgrund der Low-Carb-Diät nicht meistern könnte.

In seinem zukünftigen Ernährungsplan werden nun in Bezug auf die Low-Carb-Diät einige seiner Essgewohnheiten verbannt. Beginnend mit dem Frühstück werden hier nun alle Weißmehlprodukte gestrichen und keine süßen Brotaufstriche verwendet. Stattdessen wird der Speiseplan beim Frühstück mit einem Müsli ergänzt. Hier werden z.B. Nüsse (Cashew Kerne und Mandelkerne), Kokosöl, Zimt, eine Prise Salz zusammen mit geschroteten Leinsamen und Dinkelflocken angerichtet. Die Zutaten sind sehr kohlenhydratarm und reich an Energie. Wenn das Frühstück nicht aus einem Müsli bestehen soll, dann kommt beispielsweise die Verwendung von komplexen Kohlenhydraten in Form von Vollkornbrot in moderater Menge (ca. 100 g pro Tag) als Möglichkeit auf den Speiseplan. Dies gepaart mit einer proteinreichen Beilage wie z.B. Hähnchenbrust in größerer Menge, verhilft es zu einem guten Sättigungsgefühl. Als Frühstücksgetränk kommt Tee oder frisch gepresster Obstsaft (ein wenig mit Wasser verdünnt), auf den Tisch.

Mit dieser Grundlage kommen im Laufe des Vormittags keine Heißhungerattacken auf und man greift nicht auf irgendwelche Süßigkeiten zurück. Aufgrund des sehr hohen Zuckeranteils (Monosaccharide / Einfachzucker) in den bislang genutzten Lebensmitteln wie Schockaufstrich, Weißmehlprodukte und Marmelade), sind diese ab sofort tabu. Das Frühstück lässt sich mit Quark und Obst, oder klassisch mit Eiern und Speck weiter ergänzen.

Zum Mittagessen geht es ab sofort nicht mehr in das altbekannte Fastfood Restaurant. Stattdessen wird am Abend zuvor eine große Portion Putenstreifen vorbereitet. Im nahen gelegenen Supermarkt gibt es vorbereitete Frischsalate, die mit Essig und Öl verfeinert werden. Eine kleine Portion Nüsse bringt Philip nun über den restlichen Arbeitstag. Auch klein geschnittenes Gemüse wie Paprika, Kohlrabi oder Gurken, eigenen sich bestens für den Hunger zwischendurch.

Zum Abendessen wird frisches Gemüse (aus dem Besuch des Supermarktes vom Mittag), oder auch Tiefkühlgemüse, in einer Pfanne mit Kokosöl angebraten und ein großes Putensteak auf dem Kontaktgrill knusprig gegrillt.

Wenn noch Zeit für einen süßen, aber kohlenhydratarmen Snack bleibt, dann werden Quark mit gefrorenen Heidelbeeren und wenig Erythrit (Zuckeraustauschstoff mit ganz wenig Kalorien. Zucker hat ca. 400 kcal/100g, Erythrit hat ca. 20 kcal/100g) zubereitet.

Über den Tag verteilt werden ca. 2-3 Liter an Wasser oder einer dünnen Mischung aus Wasser und Fruchtsäften getrunken. Eine Einnahme von 5 Mahlzeiten über den Tag verteilt, geben gerade Sportler die notwendige Energieaufnahme und die Versorgung mit den wichtigen Nährstoffen.

Nach dem Feierabend wird ca. 4-5-mal pro Woche das sportliche Workout mit einer Mischung aus Kraftsport und Ausdauertraining in den Tagesablauf eingeplant. Die Dauer beläuft sich auf ca. 45 Minuten Krafttraining und ca. 30 Minuten Ausdauertraining auf dem Laufband oder Laufen im nahen gelegenen Walde.

Zwei Tage im Monat will sich Philip einen Cheat-Day einplanen. Die alten Essgewohnheiten sollen dabei als besondere Belohnung genutzt werden. Dies erhöht ihm seine Motivation und er fühlt sich dann nicht ausgegrenzt, wenn seine Freunde beim gemütlichen Beisammensein die ein oder andere Tüte Chips essen. Dies soll aber dennoch auf keinen Fall ohne Maß und Ziel von statten gehen.

Die bewusste Auseinandersetzung mit den Lebensmitteln und seinen Nährstoffen wird ihm ganz schnell ein Gefühl für „Do´s oder Dont´s" geben. Durch seine jungen Jahre und seine dennoch schon recht gute körperliche Verfassung wird ihn durch sichtbare Erfolge seines Trainings, weiter motivieren. Die gesunde, kohlenhydratarme Ernährungsweise und das sportliche Workout lassen sich sehr gut in seinen Tagesablauf einbauen.

Im Rahmen seines Trainings wird Philip dabei einen unterteilten Trainingsplan absolvieren. In jeder Trainingseinheit werden jeweils verschiedene Muskelgruppen an anderen Tagen trainiert. Hierbei geht es um die maximale Regeneration der trainierten Muskelgruppen, um sich von den Trainingseinheiten optimal erholen zu können. Eine Anpassung der Muskulatur erfolgt in den Regenerationsphasen. Hier unterteilt Philip dann die Trainingstage in die Bereiche des Oberkörpers an einem Trainingstag und die Muskelgruppen des Unterkörpers an dem anderen Trainingstag. Dadurch sind die Erholung, Regeneration und Anpassung der Muskelgruppen optimal gewährleistet. Philip wird den Oberkörper am Tag eins trainieren, an Tag zwei wird das Unterkörpertraining stattfinden. Tag drei ist ein trainingsfreier Tag. Weiter geht es nach dem gleichen Schema für Tag vier und fünf und die Tage sechs und sieben bleiben ebenfalls trainingsfrei. Das Trainingsvolumen und die Trainingsfrequenz wird dem Entwicklungsstand dann angepasst. Ausdauereinheiten (Laufband oder Waldläufe) werden jeweils am Ende des Trainings der Muskelgruppen eingebaut. Bedingt durch die regelmäßige sportliche Aktivität ist der Grundumsatz seines Körpers erhöht. [vgl. Kemmer 2009]

Sein Muskelaufbau erfordert eine Zufuhr von Proteinen. Diese kann zum einen über die bereits beschriebenen Speisepläne während der Mahlzeiten erfolgen und zum anderen über die Zuführung von Proteinen vor und nach dem Workout. Die Deutsche Gesellschaft für Ernährung (DGE) [www.dge.de Letzter Zugriff 18.1.2021] empfiehlt einem gesunden Erwachsenen eine tägliche Zufuhr an Proteinen von 0,8 Gramm Eiweiß pro Kilogramm Körpergewicht. Bei Zufuhr dieser Menge leidet man nicht unter Eiweißmangel. Dies bedeutet: Mit dieser gesundheitlichen Mindestempfehlung lässt sich noch keine Muskelmasse aufbauen. Dieser Referenzwert gilt für Untrainierte.

Wer auf intensives Krafttraining setzt, um Muskeln aufzubauen, oder sich mehrmals die Woche beim Ausdauertraining wie intensivem Joggen verausgabt, hat einen in etwa doppelt so hohen Eiweißbedarf. Hier liegen die Referenzwerte für die tägliche Eiweißzufuhr für die Massezunahme von Muskeln bei 1,8 bis 2,2 Gramm pro Kilogramm Körpergewicht.

Gut trainierten Sportlern genügen bereits 1,2 Gramm Eiweiß pro Kilogramm Körpergewicht, um definierte Muskeln zu erzielen. Überschüssiges Eiweiß, das vom Körper nicht mehr aufgenommen werden kann, wird ausgeschieden.

Möchte man Muskelmasse aufbauen, sollte man vor dem Training nur kleine Mengen an Protein zu sich nehmen, denn Eiweißshakes direkt vor dem Training sind nicht sehr ratsam, da der Shake schwer im Magen liegen kann und das Training damit negativ beeinflussen kann.

Nach einem intensiven Training sind die Muskeln besonders empfänglich für eine neue Energie- und Eiweißzufuhr. Die Muskelfasern wurden stark belastet und sehnen sich nach Regeneration. Die Muskeln saugen in diesem Zeitraum die zugeführten Proteine wie ein Schwamm auf.

Gegenüber anderen Eiweißen hat Kasein den Vorteil, dass durch die Gerinnung im Magen eine verzögerte Verdauung des Proteins erfolgt. Im Darm sorgen anschließend *Casomorphine* (Peptide, die bei der Milchverdauung entstehen) dafür, dass eine Abgabe der Aminosäuren an den Stoffwechsel zeitverzögert stattfindet. Dadurch steigt der Blutzuckerspiegel langsamer an und die Versorgung des Körpers mit Protein vollzieht sich gleichmäßig. So wird ein antikataboler Effekt für die Muskeln erzielt.

Dieser hält über mehrere Stunden an. Viele Erfahrungen sprechen zudem von einem höheren Sättigungsgefühl, welches in Diäten und bei Heißhungerattacken von Vorteil sein kann. Auch die Aktivierung der Proteinsynthese zusammen mit Whey-Proteinen wird als Vorteil angesehen. Deshalb ist die Einnahme von Kasein gerade über Nacht eine sehr gute Möglichkeit, den Körper über einen längeren Zeitraum mit Proteinen zu versorgen.

10. Der Gesundheitsaspekt bei einer Low-Carb-Diät

10.1. Cholesterinwerte

Gerade tierische Produkte enthalten einen hohen Anteil von gesättigten Fettsäuren. Diese sind in den proteinreichen Lebensmitteln von Fleisch und Milchprodukten reichlich enthalten. Der LDL-Wert („schlechtes" Cholesterin) wird dabei ansteigen und der HDL-Wert („gutes" Cholesterin) fällt ab. Mögliche Auswirkungen aus diesem Verhalten können z.B. Herzinfarkt und Arteriosklerose (krankhafte Cholesterinablagerung in den Blutgefäßen) sein. Deshalb ist bei Personen die erhöhte Blutfettwerte haben, von einer Low-Carb-Diät abzusehen.

10.2. Schwangere Frauen

Schwangere Frauen sollten keine Low-Carb-Diät durchführen. Die stark verminderte Zufuhr von Kohlenhydraten während einer Schwangerschaft kann dazu führen, dass das Gehirn des Ungeborenen sich nicht richtig entwickeln kann. Durch die hohe Eiweißzufuhr kann sich das Geburtsgewicht vom Fötus verändern und dadurch beeinflussen. An der Universität of Southampton fand ein britischer Professor heraus, dass für die Kinder im Jugendalter dann ein größeres Risiko besteht übergewichtig zu werden [www.swissmom.ch Letzter Zugriff 17.1.2021]. Der Embryo ist mit Kohlenhydraten unterversorgt, was zur Folge hat, dass gewisse Gene ab- und angeschaltet werden und sich dadurch die genetischen Mechanismen verändern. Durch diese Veränderungen kann es während der Pubertät dann zu Übergewicht kommen.

10.3. Sportler

Eine kohlenhydratarme Ernährungsweise kann zwar den Fettstoffwechsel erhöhen, jedoch gibt es bisher noch keine neuen Studien, dass eine ketogene Diät (Low-Carb) im Sport eine Verbesserung der Leistungsfähigkeit rechtfertigen können. Vielmehr müssen die gesundheitlichen Risiken, die mit einer Low-Carb-Diät einhergehen können, beachtet werden. Eine erhöhte Infekt- und Verletzungsanfälligkeit, Übertraining und Stress sind die möglichen Auswirkungen einer solchen Ernährungsform. Grundlegend sollte im Sport (Leistungssport) keine ausschließliche kohlenhydratarme Ernährung angewendet werden. Eine ausgewogene und variable Kohlenhydrataufnahme, die sich an der jeweiligen Sportart, den Trainingszielen sowie dem Trainingszyklus orientiert, wird hierbei empfohlen. [www.germanjournalsportsmedicine.com Letzter Zugriff 17.1.2021]

10.4. Schlechte Laune

Manche ehemalige Low-Carb Anhänger berichten, dass diese Ernährungsform nicht gut für die persönliche Stimmung sei. Das Zuwenig an Kohlenhydraten ist gerade am Anfang eine Herausforderung für den Körper. Es gibt sogar ein Symptom, welches *Keto Flu*, also Keto-Grippe [www.aerztezeitung.de Letzter Zugriff 20.1.2021], genannt wird. Man fühlt sich schwach und kränklich. Nach einiger Zeit soll dieses Symptom wieder vergehen. Sobald sich der Körper an die Ernährungsumstellung gewöhnt hat, verschwindet auch wieder dieses grippeähnliche Symptom. Dennoch kommt es bei etlichen Menschen zu einem empfindlicheren Nervenkostüm, wenn sie auf die kohlenhydratarme Ernährung umstellen. [www.frontiersin.org Letzter Zugriff 20.1.2021]

10.5. Übersäuerung (Azidose)

Nach den Regeln einer Low-Carb-Diät, isst man meist viel Fleisch, Fisch, Eier und Milchprodukte. Diese Lebensmittel (tierischen Ursprungs) wirken in unserem Organismus stark säurebildend. Unser Stoffwechsel funktioniert ohne Probleme, wenn in unseren Körperzellen und -flüssigkeiten ein ausgewogenes Verhältnis zwischen Säuren und Basen herrscht.

Ein konstantes Säure-Basen-Milieu ist so wichtig, dass es im Körper eine Reihe an Puffersystemen gibt, die Säureüberschüsse gut auffangen können. In erster Linie sind es Lunge, Nieren, Leber, Haut und der Darm, die für den Ausgleich von Säuren und Basen sorgen.

Zudem dient das Bindegewebe zwischen den Zellen als Säurespeicher. Unsere Knochen sind ein Mineralstoffreservoir, aus dem bei Bedarf Basen abgezogen werden. So kommt es bei anhaltender Übersäuerung zur Entmineralisierung der Knochen und in weiterer Folge womöglich zu Osteoporose.

Eine chronische Übersäuerung kann außerdem zu nachfolgenden Beschwerden führen:

- Müdigkeit und Erschöpfung
- Leistungsschwäche und Schlafstörungen
- Kopfschmerzen und Migräne
- Bluthochdruck
- Nervosität und Unruhezustände
- Darmprobleme
- Muskel- und Gelenkbeschwerden
- Rheuma und Gicht
- Chronische Hautleiden
- Verlangsamter Stoffwechsel und hartnäckiges Übergewicht

Es wird empfohlen, zu etwa 80 % basische Lebensmittel (hauptsächlich Gemüse und Obst) und zu etwa 20 % säurebildende Lebensmittel (Getreide, Hülsenfrüchte, Eier, Fleisch, Fisch) zu sich zu nehmen. Leider ist dieses Verhältnis bei den allermeisten Menschen genau umgekehrt, was mit einer der Ursache für die vielen Zivilisationskrankheiten ist.

Man kann natürlich Low-Carb-Diäten auch vegan oder vegetarisch praktizieren. In dieser Form ist es bei weitem nicht mit so vielen gesundheitlichen Nachteilen verknüpft. [www.liebscher-bracht.com Letzter Zugriff 21.1.2021]

11.   Eigene Sichtweise zu dem Thema Low-Carb

Sobald ich die Themen Ernährung und Diäten mit anderen diskutiere, vertrete ich gerne meine eigene Meinung dazu:

Mit maßvoller, ausgewogener und gesunder Ernährung, etwas Bewegung, einer gesunden Lebensweise und Freude daran zu haben an dem was man tut - damit sind wir alle schon auf einem richtig guten Weg.

Selbstverständlich gibt es viele Gründe dafür sich einer Diät unterziehen zu müssen, ich selbst leide seit Geburt an Zöliakie und weiß sehr genau wie es ist, wenn man auf die Ernährung achten muss. Wer jahrelang „über die Stränge schlägt", wenn es um die „richtige" Ernährung geht, dann sind Diäten sicherlich eine gute Möglichkeit überflüssige Pfunde rechtzeitig wieder zu verlieren. Wenn wir einmal die Gründe für die Durchführung einer Diät außer Acht lassen, dann käme für mich persönlich keine Low-Carb-Diät in Frage. Die hier in dieser Arbeit erörterten Ausführungen erklären zum einen warum ich dies nicht tun würde und zum anderen sagt mir mein gesunder Menschenverstand, dass jede Art einer einseitigen Vorgehensweise zumindest nicht meine Vorstellung einer Diät trifft.

Auch bei einer Diät würde ich den Ansatz einer ausgewogenen Ernährung jeder anderen Art vorziehen. Vielleicht hätte ich dabei keine so schnellen Erfolge, aber sicherlich würde ich mein Ziel genauso erreichen und dabei meiner Gesundheit etwas Gutes tun. Sportliche Aktivitäten sind sowieso meine Leidenschaft, deswegen müsste ich mir dies bei einer Diät nicht extra vornehmen, aber allen anderen gebe ich gerne diesen simplen Trick Energie zu verbrauchen und dabei die Gesundheit aktiv zu unterstützen.

Auch das Verständnis über das Zusammenwirken von Ernährung und deren Nährstoffen, Sport und den daraus entstehenden gesundheitlichen Vorteilen zu wecken, ist für mein Verständnis elementar, wenn man an seinem Körper etwas verändern möchte. Wer nicht versteht was z.B. Einfachzucker im Körper bewirkt, der wird immer, ohne weiter darüber nachzudenken dieses Essverhalten beibehalten. Wer sich nichts dabei denkt, wenn er übergewichtig ist und welche gesundheitlichen Folgen dadurch entstehen können, der wird auch nie etwas verändern wollen. Ich bin der festen Meinung, wer zumindest grundlegend versteht was gesund oder ungesund, gut oder schlecht ist und auch weiß warum, der hat schon einen großen Schritt in eine gesunde Lebensweise geschafft.

Auch wenn ich vielleicht nicht zu den übergewichtigen Menschen in unserer Gesellschaft gehöre, so glaube ich, dass ich durch meine Zöliakie Erkrankung auch weiß was Entbehrung von gewissen Dingen heißt. Man kann sich an alles und vieles gewöhnen und man muss nicht jeden Tag Süßes essen, Cola trinken und sich von Fastfood ernähren.

Meine favorisierte Form einer Diät würde grundlegend wie folgt aussehen: Ausgewogen essen, Sport treiben und die Energiebilanz im Auge behalten, da muss es meiner Meinung nach nicht eine extreme Form einer Diät sein. Lieber langsam und nachhaltig als schnell und vorübergehend.

12.   Mein Fazit

Mit dieser Arbeit habe ich einige Ziele verfolgt. Der Leser soll die Ansätze einer Low-Carb-Ernährung kennenlernen, Einblicke in die Körpervorgänge einer solchen Ernährungsweise bekommen, die Vor- und Nachteile dessen kennen, die gesundheitlichen Aspekte dafür abwägen können, verschiedene Formen der Low-Carb-Diäten unterscheiden können, detaillierte Inhalte von verschiedenen Low-Carb-Diäten erläutert bekommen, Gründe für eine Diät verstehen, ein konkretes Beispiel vor Auge geführt bekommen, und zu Beginn der Hausarbeit die geschichtlichen Hintergründe darüber aufgezeigt bekommen.

Damit wird dem Leser einen kompakten und informativen Überblick über das Thema Low-Carb-Ernährung vermittelt. Anhand der aufgeführten Literatur Verweise und den Internet Links kann das Thema auch einfach weiter im Nachgang selbst recherchiert werden.

Ob jemand eine solche Diät durchführt, weil er Gewicht verlieren möchte oder weil es sein Gesundheitszustand vielleicht erfordert, ganz gleich, eine Durchsprache mit einem Arzt würde ich vorab jedem Menschen empfehlen. Eine Low-Carb-Diät ist ein Eingriff in unseren Stoffwechsel, der vielleicht nicht von jedem einfach so vertragen und durchgeführt werden kann. Fachkundiger Rat ist zur Zielerreichung sicherlich ein guter letzter Tipp, bevor es „vernünftig" losgehen kann.

Ich wünsche jedem der diese Art von Ernährung praktiziert einen nachhaltigen und gesunden Erfolg dabei.

13.   Literaturverzeichnis

Churuangsuk C, Griffiths D, Lean MEJ, Combet E. Impacts of carbohydrate-restricted diets on micronutrient intakes and status: A systematic review. Obes Rev. 2019 Apr 22. doi: 10.1111/obr.12857.

Ellrott, T. (2009): Low-Fat- oder Low-Carb- Diäten zur Gewichtsreduktion und Gewichtsstabilisierung. In: Adipositas- Ursachen, Folgeerkrankungen, Therapie. 4/2019

H. Koula-Jenik, M. Miko M. Kraft R.-J. Schulz (2005): Leitfaden Ernährungsmedizin. 1. Auflage, Urban & Fischer Verlag Elsevier. ISBN 978-3437565304

Hönemann, Ines: Veränderungen kardiovaskulärer Risikofaktoren– mit besonderer Betrachtung von Homocystein und hsCRP –unter drei aktuell diskutierten Ernährungsstrategien zur Gewichtsreduktion: Low carb,Low fat und Low fat with reduced glycemicload. Göttingen 2007

Kemmer FW et al. Diabetes, Sport und Bewegung. In: DDG Praxis-Leitlinie. Diabetologie 2009; 4: S.183–186

V. Stefansson, The Fat of the Land (Enlarged Edition of Not by Bread Alone). New York, 1960.

https://www.aerztezeitung.de/Medizin/Grippeaehnliche-Symptome-bei-Keto-Diaet-407668.html

https://www.bundesgesundheitsministerium.de/themen/praevention/gesundheitsgefahren/diabetes.html

https://www.dge.de/wissenschaft/referenzwerte/protein/?L=0

https://www.diabetes-ratgeber.net/Laborwerte/Laborwerte-HbA1c-107049.html#:~:text=Die%20Deutsche%20Diabetes%20Gesellschaft%20empfiehlt,bis%207%2C5%20Prozent).

https://www.frontiersin.org/articles/10.3389/fnut.2020.00020/full

https://www.germanjournalsportsmedicine.com/fileadmin/content/archiv2016/Heft_4/Uebersicht_Mosler_Low_Carb-Ernaehrung_im_Sport_2016-04.pdf

https://www.lecturio.de/magazin/chemie-der-kohlenhydrate/

https://www.liebscher-bracht.com/ernaehrung/uebersaeuerung/

https://www.minimed.at/medizinische-themen/stoffwechsel-verdauung/kohlenhydrate/

https://www.swissmom.ch/aktuell/wissen/2014/low-carb-in-der-schwangerschaft/

14.   Abbildungsverzeichnis

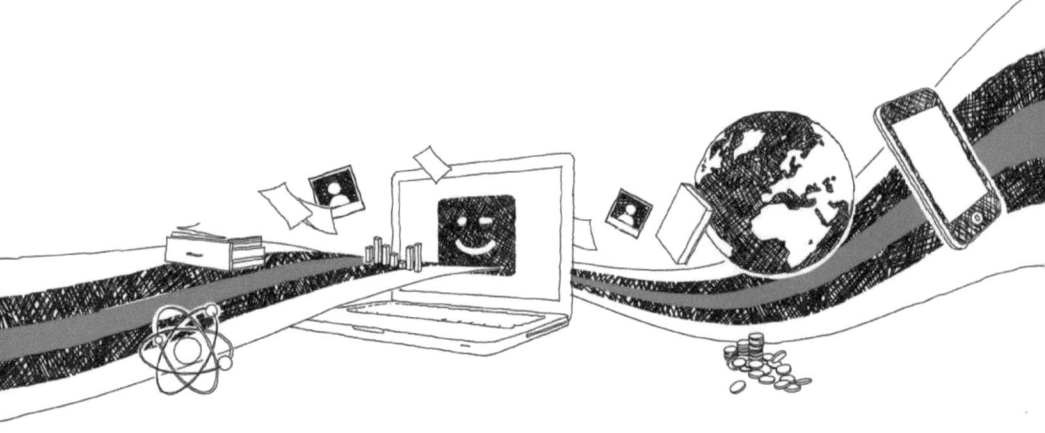
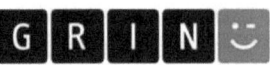